FACULTÉ DE MÉDECINE DE PARIS. **N° 208.**

THÈSE

POUR

LE DOCTORAT EN MÉDECINE,

Présentée et soutenue le 31 août 1861,

Par Louis-Adolphe HAMAIDE,

né à Haybes (Ardennes),

ancien Élève en Médecine et en Chirurgie des Hôpitaux de Paris.

DE L'INFLUENCE

DES

CAUSES MORALES DANS LES MALADIES.

Le Candidat répondra aux questions qui lui seront faites sur les diverses parties de l'enseignement médical.

PARIS.

RIGNOUX, IMPRIMEUR DE LA FACULTÉ DE MÉDECINE,

rue Monsieur-le-Prince, 31.

1861

FACULTÉ DE MÉDECINE DE PARIS.

Professeurs.

M. le Baron P. DUBOIS, DOYEN. MM.

Anatomie	JARJAVAY.
Physiologie	LONGET.
Physique médicale	GAVARRET.
Histoire naturelle médicale	MOQUIN-TANDON.
Chimie organique et chimie minérale	WURTZ.
Pharmacologie	REGNAULD.
Hygiène	BOUCHARDAT.
Pathologie médicale	N. GUILLOT. MONNERET.
Pathologie chirurgicale	DENONVILLIERS. GOSSELIN, Président.
Anatomie pathologique	CRUVEILHIER.
Pathologie et thérapeutique générales	ANDRAL.
Opérations et appareils	MALGAIGNE.
Thérapeutique et matière médicale	GRISOLLE.
Médecine légale	ADELON.
Accouchements, maladies des femmes en couches et des enfants nouveau-nés	MOREAU.
Clinique médicale	BOUILLAUD. ROSTAN. PIORRY. TROUSSEAU.
Clinique chirurgicale	VELPEAU, Examinateur. LAUGIER. NÉLATON. JOBERT DE LAMBALLE.
Clinique d'accouchements	P. DUBOIS.

Professeur honoraire, M. CLOQUET. — *Secrétaire*, M. BOURBON.

Agrégés en exercice.

MM. AXENFELD.
BAILLON.
BARTH, Examinateur.
BLOT.
BOUCHUT.
BROCA.
CHAUFFARD.
DELPECH.
DUCHAUSSOY.
EMPIS.
FANO.
FOLLIN.
FOUCHER.

MM. GUBLER.
GUILLEMIN.
HÉRARD.
LASÈGUE.
LECONTE.
PAJOT.
REVEIL.
RICHARD.
SAPPEY.
TARDIEU, Examinateur.
TRÉLAT.
VERNEUIL.

Par délibération du 9 décembre 1798, l'École a arrêté que les opinions émises dans les dissertations qui lui seront présentées doivent être considérées comme propres à leurs auteurs, et qu'elle n'entend leur donner aucune approbation ni improbation.

A LA MÉMOIRE

DE MON PÈRE.

A MON EXCELLENTE MÈRE.

A MON FRÈRE.

Amitié sincère et inaltérable.

A MA SOEUR ET A MA BELLE-SOEUR.

A MON ONCLE ET A MA TANTE.

A MES COUSINS.

A MON AMI,

L'ABBÉ ACHILLE NANQUETTE,

Chanoine honoraire de l'Église du Mans.

A MON AMI J. LINARD,

Ingénieur.

A MES AMIS

PH. HAMEL ET P. NOËL,

Docteurs en Médecine.

A SA GRANDEUR

MONSEIGNEUR J.-J. NANQUETTE,

Évêque du Mans,
Évêque assistant du Trône apostolique,
Chevalier de la Légion d'Honneur, etc.

A LA MEMOIRE DE MON EXCELLENT MAITRE,

LE Dr GILLETTE,

Médecin de l'hôpital des Enfants Malades,
Chevalier de la Légion d'Honneur.

A M. GOSSELIN,

Professeur de Pathologie externe à la Faculté de Médecine de Paris,
Membre de l'Académie impériale de Médecine,
Chirurgien de l'hôpital Beaujon,
Chevalier de la Légion d'Honneur, etc.

Reconnaissance.

A MON AMI

LE Dr J. PÉRATÉ,

ancien Interne des Hôpitaux de Paris.

A M. LE Dr MARESCHAL,

Médecin à Fumay (Ardennes).

À MES MAITRES

DE L'ÉCOLE DE REIMS.

DE L'INFLUENCE

DES

CAUSES MORALES

DANS LES MALADIES.

Mens agitat molem.
(VIRGILE, *Énéide.*)

Si tibi deficiant medici, medici tibi fiant
Hæc tria : mens hilaris, requies moderata, diæta.
(*École de Salerne.*)

Il est peu facile, pour ne pas dire impossible, de déterminer le mode d'action des diverses causes morales sur notre organisation matérielle. Cette difficulté d'explication n'est pas un motif d'exclusion pour ce genre de causes; car, d'*une manière absolue*, ce que l'on appelle *causes* dans les diverses sciences est tout aussi inexplicable, et, pour ne parler que de la médecine, je crois qu'il n'est guère plus aisé d'indiquer la façon d'agir soit des miasmes paludéens, soit des virus contagieux, soit même du froid, choses toutes physiques et qui sont considérées, à juste titre, comme causes de maladies.

L'influence du moral sur le physique ne présente donc rien de plus extraordinaire, de plus merveilleux, que toute autre cause de nature différente. Du reste, son action est tellement démontrée par des milliers de faits bien observés, qu'aujourd'hui elle est admise par la généralité des médecins, et parfaitement connue même des personnes étrangères à la science médicale, qui l'ont peut-être exagérée.

Ce sont les divers résultats de cette action que je veux étudier dans cette thèse. Cette étude, qui demanderait du temps et la maturité d'une longue expérience est déjà trop vaste, trop importante pour mes faibles forces, pour me permettre encore d'essayer l'exposition de la théorie des affections et des passions. Je craindrais de me perdre dans les nuages de la métaphysique ; et d'ailleurs, au point de vue étiologique pur, ces théories sont d'une faible importance.

Classification des passions, description rapide des affections types et leur action sur les appareils de l'innervation, de la circulation, de la respiration, de la digestion, des sécrétions, et enfin de la génération : telle sera la division de ce travail.

Les passions sont des mouvements de l'âme, qui, touchée du plaisir ou de la douleur ressentie ou *imaginée* dans un objet, la poursuit ou s'en éloigne (Bossuet).

Les *moralistes* ont divisé les passions en *bonnes* et en *mauvaises;* mais, dit J.-J. Rousseau, toutes nos passions sont bonnes quand on en reste le maître, toutes sont mauvaises quand on s'y laisse assujettir.

Les *physiologistes* les ont divisées en *expansives* et en *dépressives*, selon qu'elles portent le sang du dedans au dehors ou du dehors au dedans ; mais cette division ne peut s'appliquer qu'au système circulatoire, elle néglige les autres appareils, et même, en ne l'appliquant qu'à la circulation, on se trouverait fort embarrassé pour la classification de passions bien déterminées ; la colère, par exemple, qui tantôt porte le sang avec force aux extrémités (colère rouge) et tantôt refoule ce fluide dans l'intérieur (colère blanche).

Il existe d'autres divisions intéressantes au point de vue de l'histoire de la philosophie, mais qui n'ont aucun rapport avec le sujet que je traite; pour les citer en passant, ce sont celles des stoïciens, des épicuriens, des péripatéticiens, de saint Thomas d'Aquin (*Somme théologique*), de Bossuet (*De la Connaissance de Dieu et de soi-même*), etc.

Il est préférable, au point de vue pathologique, de diviser les passions, selon l'impression générale reçue, en *affections agréables* et en *affections pénibles*.

A ces deux mots se rattachent la joie et la tristesse, auxquelles on peut rapporter une grande partie des passions.

L'action de ces passions est *subite* ou *lente*.

Lorsque la joie est subite, comme dans toutes les impressions violentes, on voit survenir du trouble dans presque toutes les fonctions; l'intelligence est comme suspendue, le cœur palpite, la respiration est entrecoupée. Du côté de l'épigastre, une sensation de resserrement quelquefois douloureuse se fait sentir; des pleurs involontaires coulent des yeux; les jambes fléchissent, la parole manque, parfois une syncope survient et suspend ou ralentit la circulation et la respiration. Il peut même survenir des congestions avec perte de connaissance. Mais ces symptômes ne sont pas de longue durée; ils ne tardent pas à disparaître, surtout si le sujet est jeune.

A un âge plus avancé, les organes cèdent davantage, ont moins de tendance à la réaction, et ne reprennent pas toujours leur état primitif. C'est dans ces cas qu'on voit assez souvent survenir la mort subite qui, chose bizarre, est beaucoup plus fréquente dans la joie extrême que dans la tristesse.

Sophocle, dans sa quatre-vingt-dixième année, voulant prouver qu'il jouissait encore de toutes ses facultés intellectuelles, fit une tragédie pour le concours des jeux Olympiques, fut couronné, et mourut de joie. Philippide, auteur de comédies, mourut dans les mêmes circonstances, ainsi que Denis le Tyran. Le Lacédémonien Chilon embrasse son fils, qui vient de remporter le prix à ces mêmes jeux, et meurt de joie. Tout le monde connaît l'histoire de Diagoras et de ses trois fils. Léon X meurt en apprenant les revers des Français dans le Milanais et la reprise de Parme et de Plaisance; le fameux surintendant Fouquet, en apprenant que Louis XIV lui rend la liberté. La nièce de Leibnitz, trouvant sous le lit du philosophe 60,000 ducats auxquels elle ne s'attendait pas, mourut sur-le-champ. D'autres fois c'est un rire excessif qui a occasionné la mort. Zeuxis venait de peindre une vieille femme; il examine attentivement ce portrait, le trouve tellement original qu'il en meurt de rire. Quant à l'histoire de Philémon et de son âne, elle est trop connue pour que je la rapporte ici.

Dans un certain nombre de ces cas de mort subite, la cause morale n'a agi probablement qu'à titre de cause occasionnelle, et les sujets sont morts ou de la rupture d'un anévrysme, ou d'une congestion, ou d'une hémorrhagie, ou d'une suspension immédiate de l'innervation entraînant celle de la respiration et de la circulation.

La *joie modérée et continue* agit sur notre organisation à la manière d'un excitant, mais d'un excitant dont l'action n'est pas passagère, comme celle des médicaments connus sous ce nom; sous son influence l'anxiété épigastrique de la joie immodérée ou de la tristesse est remplacée par une douce sensation qui s'irradie jusqu'aux extrémités. Les facultés intellectuelles et sensitives s'exercent avec plus de facilité et d'énergie.

La circulation est activée, la face se colore, le pouls est plein, les yeux brillent, les traits s'épanouissent, la respiration est accélérée, et, d'après Proust, l'exhalation d'acide carbonique par les voies respiratoires est augmentée; la chaleur du corps s'élève et le met en état de résister beaucoup mieux aux influences atmosphériques; l'appétit s'ouvre, la digestion et l'absorption s'activent, ainsi que l'assimilation, de sorte qu'un embonpoint plus ou mois considérable succède bientôt à ces bonnes conditions physiologiques; l'énergie musculaire est augmentée.

On comprend quelle est l'heureuse influence d'un semblable état sur la santé habituelle; mais, dans les maladies aiguës ou chroniques, et même organiques, la *joie douce et continue* joue un rôle éminemment bienfaisant. Dans une maladie chronique, elle agit par la nutrition; dans un inflammation, elle agit par une résorption plus active et amène plus rapidement la résolution.

La tristesse, comme la joie, agit ou subitement ou lentement.

La *tristesse extrême et subite* présente des symptômes qui ont de grands rapports avec ceux produits par la joie immodérée; seulement les phénomènes, par leur plus grande durée, sont beaucoup plus dangereux. L'anxiété épigastrique revêt un caractère plus douloureux, la syncope est plus fréquente, la respiration lente et pénible, le diaphragme se contracte spasmodiquement et brusquement, ce qui donne lieu aux sanglots; la peau est froide, pâle, ridée; les jambes tremblent et fléchissent, le pouls est faible et ralenti. Enfin tous ces symptômes pénibles sont terminés par des pleurs abondants, qui soulagent immédiatement et doivent être dans ce cas considérés comme une crise favorable.

Ici encore la mort subite peut être le résultat d'une trop vive impression. Isocrate mourut de douleur en apprenant la perte de la bataille de Chéronée. Fernel expira peu de temps après la mort de sa femme. Louis de Bourbon, ayant fait exhumer les ossements de son père, fut pris d'une peine si vive qu'il en mourut (Rostan). Philippe V, roi d'Espagne, mourut subitement à la nouvelle que les Espagnols avaient été battus près de Plaisance. On l'ouvrit, dit Zimmermann, et on lui trouva le cœur crevé.

Dans la *tristesse lente*, un des premiers phénomènes est cette sensation de resserrement, d'oppression, d'anxiété au creux épigastrique, que l'on nomme vulgairement *serrement de cœur*; en même temps l'estomac n'est plus sollicité à ses fonctions et une perte d'appétit, quelquefois absolue, survient. Les aliments ingérés fatiguent et se digèrent imparfaitement, puis arrivent les douleurs gastriques continuelles, les flatuosités, les spasmes. Du côté des fonctions intellectuelles, on remarque une inaptitude complète; les muscles sont affaiblis par manque d'innervation. Il y a répugnance à tout exercice. La circulation est ralentie, la respiration moins active détermine la diminution de la chaleur et par suite une moins grande force pour supporter l'abaissement de la température. Aussi Larrey attribuait-il en partie au découragement et à l'affaissement moral des soldats les ravages que le froid fit dans les rangs de la grande Armée. On remarque aussi l'absence de sommeil et un amaigrissement rapide. Si la cause morale persiste, des dérangements profonds surviennent dans tout l'organisme; la nutrition ne se faisant plus amène un amaigrissement de plus en plus considérable, et bientôt la mort dans le marasme; le dérangement des facultés intellectuelles survient souvent chez ceux qui vivent dans la solitude et se repaissent de leurs idées noires.

On sait qu'Horace ne put survivre à Mécène et qu'il mourut neuf jours après lui. On dit que la disgrâce de Louis XIV hâta la fin de Racine et de Louvois; que Fourcroy mourut du chagrin de ne pas être nommé grand maître de l'Université, dont il avait en grande partie préparé l'organisation. On cite d'autres savants dont les revers hâtèrent la fin.

Ambroise Paré raconte que Vésale, ayant ouvert une femme dont le cœur palpitait encore, mourut de chagrin bientôt après.

Les faits de ce genre abondent, et, sans prétendre comme l'a fait un médecin, que les quatre cinquièmes des hommes meurent de chagrin, on peut affirmer qu'il y a peu de médecins qui ne puissent citer un certain nombre de ces faits malheureusement occasionnés sous cette influence.

Une preuve bien évidente de l'influence des causes morales résulte du fait suivant, car *naturam morborum curationes ostendunt.* Le Dr Bouvard, voyant dépérir un de ses amis, qu'il savait amené à cet état par des embarras d'affaires que celui-ci ne voulait pas lui avouer, formula cette ordonnance :

Bon pour 30,000 *francs à toucher chez mon notaire.*

Cette prescription eut une merveilleuse efficacité, et le malade fut guéri. Bouvard faisait preuve d'un grand cœur uni à un grand esprit, et « cette action fait trop d'honneur à son auteur, et même à la médecine, dit M. Rostan, pour ne pas être citée. »

A la tristesse et à la joie peuvent se rattacher pour les résultats diverses autres passions. Ainsi le *désir*, uni à l'*espérance*, causera les mêmes effets que la joie modérée ; le désir, sans espoir, donnera au contraire tous les tristes résultats du chagrin prolongé.

L'*espérance* doit être rangée parmi les affections agréables, la *jalousie*, le *regret*, la *crainte*, la *haine*, l'*envie*, le *désespoir*, la *nostalgie*, parmi les affections pénibles ; et, comme telles, sont suivies des divers troubles physiologiques ou pathologiques inhérents à cette classe.

L'*amour*, considéré du côté moral, dans sa forme la plus platonique, pourra aussi, selon les cas, se rattacher à l'une ou l'autre des affections types que nous avons décrites.

C'est un amour malheureux qui minait le jeune Antiochus, épris de sa belle-mère Stratonice. On sait comment Érasistrate découvrit la maladie morale, cause de la consomption de ce prince. On sait comment il fut guéri, grâce à la générosité de son père Seleucus Nicator.

« L'un des souvenirs les plus douloureux de ma pratique, dit le Dr Brochin (*Gazette des hôpitaux*, 29 juin 1861), est celui d'une jeune et charmante personne, alliant la plus belle constitution à la meilleure éducation et à l'âme la plus pure. En quelques années, j'ai vu s'altérer, s'affaiblir, et se détruire cette riche organisation, sans que l'étude la plus attentive et la plus assidue, avec le concours aussi dévoué qu'intelligent d'un de nos plus savants confrères, ait jamais pu nous faire saisir, à l'un ou à l'autre, ni la moindre lésion organique appréciable, ni les caractères précis d'une maladie déterminée, ayant son nom et son rang dans la nosologie. Tout fut révélé dans les derniers moments. Une passion malheureuse, un amour concentré, sans espoir de retour, avaient suffi, avec l'aide du temps, pour user ainsi cet organisme et en amener graduellement la destruction. S'il eût été en notre pouvoir de faire renaître l'espoir dans cette âme ulcérée, qui peut dire que nous n'eussions pas conjuré, même à une période avancée de la maladie, l'issue fatale qu'aucune médication n'était capable d'arrêter! »

La *frayeur* et la *colère* présentent quelques caractères particuliers qui me les font décrire à part.

Dans la frayeur, le corps tremble, la langue est embarrassée, comme paralysée, la peau est froide, la sueur se supprime, les cheveux se hérissent, le cœur palpite, le pouls est faible, la face pâle, la respiration suspendue ou gênée; les dents claquent, les genoux se heurtent, tout mouvement devient impossible, les sphincters se relâchent et laissent échapper l'urine et les matières fécales.

La mort subite peut être le résultat d'une vive frayeur; d'autres fois aussi, la secousse morale a pu amener des guérisons inattendues. Tel est le fait du fils de Crésus, de ce muet qui, voyant le glaive levé sur son père, retrouve la voix et s'écrie : « Soldat, épargne mon père! »

La *colère* a des caractères bien tranchés. Tantot, la circulation est extrêmement active, le pouls plein, fréquent, irrégulier; les jugulaires sont distendues, les battements des artères visibles; la face est vultueuse, les yeux comme projetés au dehors. La respiration est hâletante, tellement gênée que l'on voit survenir tous les symptômes précurseurs de l'asphyxie; puis, par suite du sentiment violent de la colère, ou par l'effet de la circulation surexcitée à un très-haut point, on voit survenir du trouble dans les idées.

Tantôt la colère produit des effets bien différents : le visage pâlit, les lèvres tremblent, la voix est éteinte, le pouls petit, serré, et toujours irrégulier, la langue épaisse, la respiration convulsive. Des congestions ou des hémorrhagies peuvent se faire dans les viscères et entraîner la mort. C'est ainsi que sont morts Attila et Valentinien, dans un accès de colère : l'un contre les siens, au milieu des fêtes de son mariage; l'autre contre les députés de l'Illyrie.

L'imagination, quoique n'étant pas, à proprement parler, une passion, a, avec les diverses affections de l'âme, des rapports tellement intimes, en ce sens qu'elle amène souvent ou la joie ou la tristesse, que je crois devoir parler ici de quelques-uns de ces effets.

Beaucoup d'auteurs rapportent ce fait très-bizarre d'un étudiant en médecine, élève de Boerhaave, chez qui tous les états morbides décrits par le maître se manifestaient successivement : l'hiver, il avait les fièvres, les inflammations; l'été, les névroses, si bien, qu'il fut obligé de renoncer à une étude qui mettait ses jours en péril.

Chez les Ursulines de Loudun et autour du baquet de Mesmer, on vit se développer, soit par imitation, soit par suite d'impressions vives, des maladies spasmodiques toutes spéciales.

Parfois l'imagination seule a suffi pour faire disparaître des maladies qui avaient résisté à toute espèce de traitement. Après la découverte de l'oxyde nitreux, le Dr Beddoës crut que cette substance lui offrait un spécifique certain contre la paralysie. Davy, Coleridge et lui, se décidèrent à essayer ce nouveau médicament sur un paralytique abandonné de tous les médecins. Le patient ne savait nullement à quel traitement on allait le soumettre. Davy commença par placer sous la langue de ce malade un thermomètre de poche, afin de connaître exactement le degré de chaleur du sang, degré que l'oxyde nitreux devait augmenter. A peine le paralytique eut-il senti le thermomètre entre ses dents, qu'il fut convaincu que la cure s'opérait, et que le thermomètre était l'instrument sauveur. « Ah! s'écria-t-il, je me sens mieux. » Davy adressa un regard expressif à Beddoës et à Coleridge. Au lieu du prétendu spécifique, on se contenta du thermomètre, qui, pendant 15 jours, fut placé, avec toute la solennité désirable, sous la langue de ce pauvre homme, qui recouvra l'usage de ses membres, dont la cure fut complète, et auquel on ne fit subir aucun autre traitement.

C'est encore à l'imagination qu'eut recours Pinel pour guérir le mélancolique Allause, qui se croyait accusé d'un grand crime et poursuivi comme assassin. On simula un jugement. Allause fut amené devant des personnes qui remplissaient les fonctions de juges. Réquisitoire, plaidoyer, réplique, tout se passa en règle, et le tribunal, à l'unanimité, prononça l'acquittement du prévenu. Ce stratagème produisit le plus heureux effet; le malade recouvra entièrement la raison; mais, quelque temps après, quelqu'un eut l'imprudence de lui découvrir la petite supercherie, et il retomba dans son premier état.

Celse ne pouvait dissiper les vaines terreurs d'un autre maniaque, qui avait toujours peur de mourir dans la pauvreté, qu'en lui faisant annoncer de fausses successions.

Une dame désirait être purgée et tourmentait un médecin, croyant être sûre de sa guérison si son médecin condescendait à ses désirs. Celui-ci, de son côté, n'était pas rassuré sur la complète innocuité d'un purgatif dans l'état où se trouvait sa malade. Cependant, pour contenter sa cliente, il lui donna des pilules de mie de pain argentées comme étant des pilules purgatives. La malade en prit une certaine dose et fut purgée dix-sept fois. (*Encyclopédie.*)

Les livres sont pleins de ces histoires que l'on croirait faites à plaisir. Morand cite dans ses opuscules l'exemple d'un joueur qui ne sortit de la plus complète insensibilité que quand on lui eut crié aux oreilles : *Quinte, quatorze et le point!*

Une dame très-avare étant en léthargie, on ne trouva pas de meilleur moyen pour lui faire recouvrer connaissance, que de lui mettre quelques bons écus neufs dans la main.

Chez un colonel qui avait la faiblesse des médailles, on eut recours à un moyen analogue.

Voici un fait plus sérieux rapporté par Zimmermann (*Traité de l'Expérience*, ch. 11). C'était dans la maison des pauvres de Harlem; une fille fut prise d'une maladie spasmodique qui revenait périodiquement; une autre fille, la regardant, tomba dans la même maladie. Le lendemain, une seconde y tombe de même, puis une troisième, puis une quatrième, et bientôt presque tous les garçons et toutes les filles de cette maison. Tous les enfants avaient leurs accès presque tous en même temps lorsqu'ils se regardaient, et ils tombaient l'un d'un côté, l'autre de l'autre. Les médecins essayèrent tout ce qu'on peut essayer contre l'épilepsie, mais en vain. On eut recours à Boerhaave, qui, par pitié, vint à Harlem. Il fut témoin d'un accès chez un enfant, puis il vit plusieurs autres enfants y tomber ensuite, et pensa que la maladie ne passait de l'un à l'autre que par la force de l'imagination. Il eut aussi recours à l'imagination pour les guérir. Il fit apporter dans la salle où étaient les enfants de petits fourneaux remplis de charbons ardents, fit poser sur ces fourneaux toutes sortes de crochets et d'instruments en fer, et annonça que, puisque tout avait été inutile, on allait brûler jusqu'aux os les bras du premier qui tomberait. En même temps, il leur faisait une peinture affreuse des tourments qu'ils allaient endurer. Cet appareil terrible les frappa vivement, et ils furent tous heureusement guéris, à l'exception du plus faible d'entre eux qui mourut de peur.

Je citerai encore, comme exemple de l'heureuse influence de l'imagination dans certains cas, le fait suivant, rapporté par M. Bouchut dans sa *Pathologie générale*: Une petite fille de 11 ans, nommée Louise P...., est entrée, le 8 mai 1849, dans le service de M. Rostan, à l'Hôtel-Dieu. Une frayeur excessive causée par une tentative de viol avait rendu muette et paralytique des quatre membres cette enfant qui venait de la province. Pendant deux mois, tout avait été mis en œuvre par les médecins de la localité et des environs, mais tout était resté infructueux. Désespéré, le père voulut amener sa fille à Paris. Celle-ci, qui n'entendait parler de Paris, de ses médecins et de l'Hôtel-Dieu que dans les termes les plus pompeux, arriva à l'Hôtel-Dieu persuadée qu'elle y trouverait sa guérison. Muette et paralytique, le matin, à la visite de M. Rostan, elle commença à parler dans la journée. Le lendemain elle remua les jambes, et, le troisième jour, elle marcha dans la salle, complétement guérie.

Je pourrais multiplier les faits et les citations, mais je crois ces quelques exemples suffisants pour démontrer, d'une manière générale, l'influence du moral sur le physique.

I.

INFLUENCE DES PASSIONS SUR LES ORGANES.

On distingue en pathogénie trois espèces de causes, les *causes déterminantes*, les *causes prédisposantes* et les *causes occasionnelles*.

On donne le nom de *causes déterminantes* à celles qui constamment, si l'on en excepte quelques conditions plus ou moins connues, produisent telle ou telle maladie et ont presque toutes quelque chose de spécifique en elles-mêmes ou dans la maladie qu'elles produisent (Chomel).

Tels sont les principes contagieux.

On a donné le nom de *causes prédisposantes* à « celles qui agissent en modifiant peu à peu la constitution, en rompant par degrés l'équilibre qui constitue la santé, et en préparant le corps à telle ou telle affection. (Chomel, *Path. gén.*, p. 42.)

Enfin on donne le nom de *causes occasionnelles* ou *excitantes* à celles qui agissent instantanément et ne font que précéder le développement de la maladie, sans en déterminer le genre.

Les causes morales ne produisent jamais telle ou telle maladie déterminée à l'exclusion des autres, et ne peuvent donc pas rentrer dans la classe des causes déterminantes. Elles n'agissent qu'en prédisposant aux maladies par l'affaiblissement général qui en est quelquefois le triste résultat, ou en donnant, si j'ose dire ainsi, le coup de fouet nécessaire au développement de la maladie déjà en germe dans l'organisation. On ne peut donc les ranger que dans la classe des causes prédisposantes ou des causes occasionnelles.

Cependant la frayeur a sur le développement de l'épilepsie une action si marquée que, dit M. Monneret (thèse d'agrégation, 1838), on pourrait, si elle avait été notée dans un nombre de cas plus considérable, l'élever au rang de cause déterminante.

Influence des passions sur le système nerveux.

Les impressions morales subites et violentes, telle que la joie et la tristesse immodérées, la colère et la frayeur, peuvent produire des ébranlements nerveux, suffisants pour déterminer la mort immédiate. Tel est le cas de cet homme à qui Roux allait faire l'opération de la taille, et qui mourut avant qu'elle fût commencée. On fit l'autopsie et on ne constata aucune lésion appréciable.

Sans amener la mort, ces impressions peuvent produire soit des congestions, soit des hémorrhagies cérébrales. En janvier 1834, il entra dans le service de M. Rostan une malade qui fut prise d'hémorrhagie cérébrale pour avoir été témoin d'un combat qui s'était engagé à peu de distance de ses fenêtres (Monneret). On voit quelquefois se développer, à la suite de ces commotions, soit des méningites, soit des accès de délire aigu bientôt suivi de retour à la raison, surtout chez les sujets peu avancés en âge, mais il n'en est pas toujours ainsi, et la folie peut persister.

« J'ai eu occasion de voir les grands hôpitaux de Paris, dit Zimmermann ; j'y ai remarqué trois espèces de fous. Les hommes l'étaient devenus par orgueil, les filles par amour, les femmes par jalousie. » La remarque du célèbre médecin de Berne est sans doute exagérée ; mais il est bien certain que les causes les plus fréquentes de la folie sont les chagrins, les vicissitudes de fortune, et le mouvement général des esprits. Les commotions politiques ne sont pas étrangères à sa production, de même que certaine éducation religieuse mal entendue, qui exalte l'imagination et comprime les penchants naturels. L'imitation peut se mettre de la partie, et c'est alors qu'on voit apparaître ces sortes de folies religieuses épidémiques, telles qu'on en voyait au moyen âge. Le Dr Souden, dans la *Gazette médicale* de

1842, a décrit une de ces épidémies qui a sévi en 1841 et en 1842 dans la Suède centrale.

Une peur violente peut produire des hallucinations. On sait que Pascal, après sa chute au pont de Neuilly, voyait constamment un précipice à ses côtés.

Catalepsie. F. Hoffmann raconte qu'une femme d'un esprit peu cultivé était prise de catalepsie chaque fois qu'elle entendait un psaume ou quelque passage qui retraçait vivement l'amour du Christ. Jolly a vu une dame qui tombait en catalepsie pendant la messe au moment de l'élévation (*Dictionnaire de médecine et de chirurgie pratiques*, art. *Catalepsie*).

Suicide. L'imitation a une grande influence sur le développement de cette monomanie. Le suicide a régné à Rouen en 1806 ; au village de Saint-Pierre-Monjean, dans le Valais, en 1813 ; et, il y a quelques années, aux environs d'Etampes.

Le *Werther* de Goëthe, roman d'un jeune homme qui se tue par amour, où le poëte peint supérieurement l'agitation maladive de la jeunesse de son époque, a été suivi en Allemagne d'une véritable épidémie de monomanie suicide.

Epilepsie. L'épilepsie est une des suites les plus fréquentes d'une frayeur subite. Sur 381 cas, M. Beau a constaté que, 191 fois la maladie avait été occasionnée par la peur. Georget croit que dans la majorité des cas, il n'y a pas d'autre cause, et Jos. Frank assure que, sur 80 épilepsies qu'il a observées, 60 avaient été excitées par la terreur. La frayeur ou la colère de la mère ou de la nourrice se fait même sentir chez l'enfant à la mamelle et peut provoquer l'épilepsie. Tissot et Boerhaave en rapportent chacun un cas.

M. Gage, dans sa thèse (1858), rapporte le fait suivant :

Une femme d'une quarantaine d'années travaillait tous les jours chez un médecin de campagne. Il était dans ses attributions d'aller chercher le foin au grenier. Un soir qu'elle s'y était rendue seule, selon son habitude, elle aperçut au fond de la pièce une tête articulée qu'un étudiant en médecine, arrivé la veille de Paris, y avait imprudemment déposée. A la vue de ces ossements dont l'apparition inattendue empruntait quelque chose de plus lugubre encore à la demi-obscurité qui régnait en cette pièce, cette pauvre ouvrière se crut en présence d'un revenant, et, sous la pénible et vive impression qu'elle ressentit, elle tomba frappée d'épilepsie. Depuis cette époque, des attaques semblables se sont renouvelées souvent, mais elles n'ont pas empêché cette femme de parvenir à un âge avancé.

L'*hystérie* reconnaît aussi très-souvent pour *causes occasionnelles* des émotions violentes, des chagrins prolongés. L'amour contrarié est, de ces diverses affections, celle qu'on rencontre le plus souvent. Sydenham croyait que l'hystérie était toujours le résultat de causes morales et regardait l'étiologie comme le meilleur moyen de diagnostic.

« Sans pousser aussi loin que Sydenham les conséquences des causes morales, on reste convaincu, d'après l'observation journalière, que l'état de l'âme est l'une des principales sources des accidents hystériques » (Landouzy, *Traité de l'hystérie*).

M. Louyer-Villermay a trouvé, sur 9 cas d'hystérie, que la maladie avait été produite 3 fois par la frayeur, et sur 22 malades dont parle M. Georget, 13 fois la frayeur et 7 fois le chagrin ont occasionné la maladie.

Il y a généralement dans ces cas prédisposition à la maladie, et l'impression morale ne joue que le rôle de cause occasionnelle.

Mais, sans cette cause occasionnelle, il est possible que la maladie ne se fût pas développée.

C'est dans ces cas de prédisposition que l'imitation intervient si souvent pour provoquer le développement de la maladie. L'imitation a encore son influence sur le retour des accès, et, dans les salles des hôpitaux, on voit très-souvent, quand il y a plusieurs femmes hystériques, les accès survenir en même temps chez toutes ces femmes.

Chorée. La chorée est très-souvent occasionnée par une peur subite. Sur 70 cas recueillis par M. Dufossé dans différents ouvrages, 27 fois on a attribué à la peur le développement des phénomènes morbides. Sur 20 choréiques qu'il a observées, 7 fois l'influence de la peur a été aussi appréciable que dans l'exemple suivant : « Deux enfants bien portants assistent au feu d'artifice d'une fête publique et témoignent plusieurs fois une crainte très-vive, le lendemain l'un est frappé subitement de chorée, chez l'autre le mal survient peu de temps après, mais plus graduellement. » M. Duharel dit que sur 19 cas de chorée, dont il a recueilli l'observation 13 ont été le résultat de la frayeur, 3 de chagrins ou de mauvais traitements et 3 autres de causes différentes. Nous trouvons encore dans cette thèse le fait curieux d'une jeune fille qui ayant quitté son père dans un état de parfaite santé apprend quelques heures après qu'il vient de mourir subitement ; deux jours après, elle est prise d'une chorée si intense qu'il fallut l'attacher dans son lit à l'aide de liens (Monneret, thèse citée). Dans la thèse de M. Bonfils sur le traitement de la chorée par le tartre stibié à haute dose, sur 10 cas observés, 4 fois la maladie est survenue à la suite d'une vive frayeur.

On sait que l'attention dont ils sont l'objet excite et augmente, chez les jeunes choréiques, l'irrégularité des contractions musculaires.

Asthme. Les émotions de toutes sortes, colère, frayeur, chagrins, travaux intellectuels excessifs, ont, comme dans toutes les névroses, une action très-marquée sur le développement de la maladie. Tissot rapporte que le père d'une nombreuse famille, ayant perdu sa femme qu'il aimait éperdûment, devint subitement asthmatique.

Il en est de même dans l'*angine de poitrine* et le *spasme de la glotte*.

Hypochondrie. C'est la maladie et le châtiment des égoïstes qui ne sentent, ne vivent, ne pensent, ne souffrent que pour leur misérable moi. « Ces gens-là, dit Feuchtenleben, meurent du désir de vivre. » En proie à une tristesse maladive sans cause réelle, ils s'ingénient à se trouver malades, et, chose remarquable, on dit qu'à la suite de cette idée fixe d'un mal imaginaire, on a vu une maladie se développer réellement. Feuchtenleben dit que la cause physiologique d'un pareil phénomène est une tension nerveuse continuelle vers un même organe, qui finit par être atteint dans sa sphère végétative. Quoi qu'il en soit de cette théorie, le fait paraît exister.

La *névralgie trifaciale* a succédé quelquefois à une frayeur ou à toute autre cause morale vive. Méglin en rapporte des exemples.

Le *rire* et le *bâillement* sont contagieux par imitation.

Rage. La contagion par morsure d'animaux enragés est la seule cause réelle de la rage chez l'homme ; mais la morsure d'un animal enragé n'amène pas nécessairement la rage. D'après les expériences de M. Renault, d'Alfort, un tiers au moins des animaux mordus ou inoculés artificiellement échappent à la contagion. Cela peut tenir à une idiosyncrasie particulière ; mais chez l'homme, sans pouvoir rien affirmer dans une question étudiée d'une manière encore si incomplète, je crois que l'on peut attribuer à l'imagination un rôle dans le développement de la maladie. Deux frères de Montpellier furent mordus, le même jour, par un même chien enragé. L'un des deux frères partit quelques jours après pour les grandes Indes. L'année suivante, il revint et apprit seulement à son retour que son frère était mort avec tous les symptômes de la rage, quelques semaines après la morsure de l'animal. Son imagination fut vivement frappée et, quelques jours après, lui aussi mourait de la rage.

On a vu, à la suite d'une morsure suspecte mais non virulente, des individus avoir l'esprit frappé de terreur et présenter un des symptômes de la rage, l'*hydrophobie* (ὕδωρ, eau ; φόβος, crainte).

Il n'est même pas nécessaire qu'il y ait eu morsure.

Dans un recueil médical publié en Angleterre (*Britannia*, avril 1825), on rapporte qu'un domestique qui avait lu dans un journal le récit d'une mort horrible, causée par la morsure d'un chien enragé, se trouva immédiatement atteint lui-même d'hydrophobie.

Un de mes maîtres de Reims, soignait, pendant son internat, un homme atteint de rage. Comme il lui présentait à boire, le malade pris d'un spasme soudain, s'empara du verre, le brisa contre la muraille, et en même temps, par un brusque mouvement d'expuition, il envoya de la salive à la figure de l'interne, dont l'imagination fut vivement frappée de cet accident. La peur le prit et la nuit suivante il ne put fermer l'œil, il eut une céphalalgie atroce, de la fièvre, et les idées les plus noires lui passaient par la tête.

Persuadé qu'il était enragé, il essaya de boire ; sa gorge se resserra spasmodiquement et refusa passage au liquide. Il était hydrophobe. Il passa le reste de la nuit en proie à des tortures morales atroces. Heureusement le lendemain, les plaisanteries de ses collègues dissipèrent tous ces symptômes comme par enchantement.

Je ne doute pas que, dans une telle situation d'esprit, l'inoculation rabique n'eût plus de chance de se développer.

Voici un fait que j'ai recueilli à l'hôpital Cochin, et qui tendrait à prouver combien une personne peu impressionnée par la crainte, est moins exposée à contracter cette affreuse maladie.

Le 21 mai 1859, S.... (Léonie), âgée de 19 ans, entra à l'hôpital Cochin. Le 15 de ce mois, elle avait été mordue au bras gauche, *nu au moment de l'accident*, par un chien suspect qui, quatre jours plus tard, mourait enragé à Alfort.

Pour l'acquit de sa conscience, M. Gosselin, alors chirurgien à cet hôpital, fit une profonde cautérisation de la plaie avec le beurre d'antimoine, quoiqu'il y eût bien peu, pour ne pas dire pas d'espoir d'empêcher l'inoculation, qui sans doute était déjà faite. Cette jeune fille ne paraissait pas émue le moins du monde ; elle riait tout en nous racontant son aventure. Elle n'avait pas l'air de se douter de ce qui la menaçait. On la garda deux mois dans les salles, aucun symptôme ne se manifesta. Je l'ai revue plus d'un an après.

Quelle que soit l'influence de l'imagination sur le développement de la maladie, il y aurait de l'inhumanité à se rire des pratiques quelquefois superstitieuses de ceux qui ont pu être mordus par un chien suspect ; ne leur enlevons pas leurs illusions ! Puis, si la maladie se déclare, « quelque déchirant que soit pour le médecin le spectacle de la plus affreuse agonie, d'une lutte où son art est vaincu d'avance, il se doit de ne pas abandonner les victimes de cet horrible fléau, et de leur laisser au moins, jusqu'au dernier moment, la consolation de sa présence. » (Tardieu.)

Influence des passions sur le système circulatoire.

Le cœur et le système circulatoire sont fortement influencés par les passions, et l'accélération, le ralentissement et les autres troubles de la circulation sont un des effets les plus évidents de cette sorte de cause, et peuvent amener de graves accidents. Toutes les grandes joies, toutes les grandes douleurs ont leur ressentiment sur ce viscère ; aussi a-t-on fait rapporter à cet organe toutes les passions affectueuses. On a même voulu faire du cœur l'organe qui préside à ces sentiments. Mais le cœur n'est pas plus le siége de l'amour que le foie n'est le siége de la colère, que la peau n'est le siége de la peur, que les jambes ne sont le siége de la terreur, quoique ces affections amènent les flux bilieux, le tremblement des jambes et la chair de poule. Dans ces diverses passions, les centres nerveux sont probablement seuls en jeu.

La joie ou la douleur vive donnent lieu à une sensation quelquefois très-pénible à la région précordiale.

La *syncope* est très-souvent le résultat d'une cause morale, et elle peut être suivie de la mort. Dans ces cas, on ne trouve à l'autopsie aucune lésion appréciable. La mort a été le résultat du défaut de l'innervation de l'organe.

Les contractions extrêmement énergiques peuvent amener la rupture du cœur ou d'un gros vaisseau. Cela est très-rare, et ne doit guère arriver sans l'existence d'une prédisposition particulière, telle que l'existence d'un anévrysme ou de quelque autre lésion organique. Cependant M. Monneret parle d'un homme renfermé dans une maison de correction de Dijon, qui, à la suite d'une querelle avec un de ses camarades, mourut tout à coup d'une rupture du cœur, sans avoir été soumis à d'autres causes. Dionis parle d'un capitaine de vaisseau qui succomba à cette maladie à la suite d'un accès de colère. Nous avons déjà cité, dans la première partie de cette thèse, le cas de Philippe V, roi d'Espagne, qui mourut aussi d'une rupture du cœur.

Les passions peuvent déterminer l'*hypertrophie du cœur* ou du moins hâter les progrès de cette maladie; d'autres fois elles déterminent seulement des palpitations nerveuses.

Les *hémorrhagies* sont souvent le résultat de la colère. On dit que des femmes, en proie à une vive colère pendant qu'elles avaient leurs règles, les ont vues couler par les mamelles.

Des *ecchymoses sous-cutanées* ont souvent succédé à un accès de colère. On a vu des plaques d'*urticaire* se manifester sous l'influence de diverses causes morales. On cite des étudiants en médecine qui, dans un cours de dermatologie, en étaient atteints chaque fois que le professeur parlait de cette maladie. Les travaux intellectuels excessifs, les émotions trop vives, et principalement la colère et la douleur subite, ont sur la production de l'*apoplexie cérébrale* une influence bien marquée. Ces passions agissent tout à la fois comme causes déterminantes et prédisposantes.

On a prétendu que la *goutte* pouvait être occasionnée par de vives émotions, la colère surtout; si cela est, la cause morale n'est certainement ici que cause occasionnelle. On raconte même des guérisons tout à fait extraordinaires. M. Rostan en rapporte deux sans les garantir. « Un homme, tourmenté de la goutte, fut enlevé de son lit par un prétendu spectre, qui le transporta sur ses épaules d'un étage élevé au bas de l'escalier où il le laissa. Cet homme, que la frayeur avait saisi, recouvre l'usage de ses membres et se trouve pour jamais délivré de sa maladie. Un homme condamné à la peine capitale, sujet à la même affection depuis quarante ans, en fut guéri en recevant sa grâce. »

Au rapport de Haller, un autre goutteux recouvra l'usage de ses membres à la suite d'un violent accès de colère.

On a cité bien des fois la curieuse histoire d'un goutteux qui s'était fait transporter dans une des églises de Bordeaux, et écoutait la messe dans sa chaise à porteur. Tout à coup, il entend autour de lui un grand tumulte et il apprend qu'un lion, d'une taille énorme, que l'on montrait dans la ville s'est évadé de sa loge et rôde autour de l'église. Saisi de terreur, le malade se lève tout à coup, s'élance hors de la chaise, et saute avec une merveilleuse agilité sur l'autel d'où il grimpe dans une niche heureusement vide. On ne put, sans le secours d'une échelle, retirer de sa niche ce saint d'une nouvelle espèce, si inopinément exposé à la vénération des fidèles. (Adrien Delondre, *Revue contemporaine*.)

L'influence des causes morales a été notée dans le *scorbut*, le *diabète*, le *cancer*, les *fièvres intermittentes*. A propos de cette dernière maladie, je lis dans plusieurs auteurs que Coringe fut guéri d'une fièvre tierce par le plaisir qu'il eut de converser avec l'anatomiste Meibom ; que le prince de Saxe-Weimar éprouvait à midi précis les premiers symptômes d'une fièvre intermittente. Comme cette fièvre avait résisté à tous les médicaments, Huffeland avança un jour son horloge de deux heures ; le malade se crut guéri et la joie qu'il en éprouva le guérit réellement.

« Valeriosa conseilla aux parents d'un jeune homme affecté d'une fièvre quarte, contre laquelle tous les médicaments avaient échoué, de le faire mettre en colère un peu avant le retour de l'accès. Les mouvements violents que détermina l'emportement dans lequel il entra empêchèrent le retour de la fièvre et justifièrent ainsi la hardiesse du conseil. (Rostan, *Traité d'hygiène.*)

Au rapport de Pechlin, un de ses amis affecté de fièvre tierce, assailli par une tempête, comme il était en mer, eut tellement peur de faire naufrage, que la fièvre ne revint plus (Rostan).

Influence des passions sur le système respiratoire.

Les poumons se trouvant sous l'influence directe du cerveau et du cœur, on comprend que toute cause morale agissant sur l'un ou sur l'autre de ces organes retentira nécessairement sur l'appareil de la respiration. Aussi voit-on des congestions ou même des hémorrhagies pulmonaires être le résultat des émotions vives et entraîner la mort. On connaît l'oppression et la dyspnée des grandes passions. On sait la valeur des expressions, étouffer de rage, de douleur et de plaisir. Tout le monde sait comment, par la plus légère émotion, on fait disparaître chez les enfants des hoquets quelquefois agaçants par leur persistance. Qui ne connaît l'influence des émotions sur la voix qui, selon que l'impression est agréable ou pénible prend des timbres différents? Des malades m'ont assuré, dit M. Gueneau de Mussy (*Traité de l'angine glanduleuse*), que la seule action d'écrire provoquait chez eux une sensation douloureuse au larynx, comme si cet organe, lorsqu'ils traçaient des mots, subissait l'excitation nerveuse qui en eût précédé l'articulation.

M. Rostan a vu une femme, à la nouvelle de la mort de son enfant, être prise de péripneumonie et succomber en deux jours.

Influence des passions sur le système digestif.

Les vicissitudes des commotions morales ont sur la digestion une grande influence. Une frayeur, une nouvelle triste, une joie trop vive l'interrompent brusquement et amènent le vomissement. La tristesse la rend lente et pesante, la joie continue l'excite. Le Dr Beaumont a vu, sur son Canadien, la muqueuse stomacale devenir rouge et sèche ou pâle et terne par les effets d'une commotion morale. Très-souvent on voit survenir successivement des gastrites aiguës ou chroniques, des vomissements nerveux, des diarrhées. Les passions tristes longtemps prolongées peuvent amener le développement du cancer de l'estomac. La perte de l'appétit et ses suites déplorables sont très-souvent le résultat de chagrins prolongés. La crainte, la frayeur et en général toutes les impressions vives et désagréables amènent très-souvent la diarrhée, à la première bataille, par exemple. Les fonctions plastiques de nutrition et d'assimilation ne s'accomplissant plus par suite du trouble de l'innervation, il y a prédisposition à toute espèce de maladies. Les grandes opérations chirurgicales faites dans ces conditions sont très-souvent suivies de fâcheux résultats. L'état des plaies présente pour ainsi dire, comme le thermomètre des impressions du blessé. Telle plaie marchait rapidement vers la cicatrisation que présente tout à coup un aspect terne, blafard, avec affaissement des bourgeons charnus. Et le malade, comme nous l'a plus d'une fois fait remarquer M. le professeur Gosselin, est bien plus exposé à la diathèse purulente et à tous ses accidents. Larrey avait remarqué dans les armées combien est grande pour la guérison des blessés l'influence de la victoire. Le découragement et l'affaissement qui suivent une défaite ont toujours de mauvais résultats. On sait quelle est l'influence de la crainte pour le développement de certaines maladies épidémiques, le choléra, par exemple.

Influence des passions sur les appareils de sécrétion.

L'influence la plus manifeste des impressions morales sur les organes de sécrétion est celle qui s'exerce sur l'appareil lacrymal. La douleur active la sécrétion des larmes, la joie elle-même poussée à un certain degré réagit sur la glande lacrymale et des pleurs involontaires inondent le visage. Dans l'un et l'autre cas cet écoulement de larmes apporte un immense soulagement à l'oppression et à l'anxiété épigastrique.

Les *glandes salivaires* sont aussi sous l'influence des causes morales, et la sécrétion est activée ou tarie selon les cas. La crainte, l'émotion dessèchent la bouche, tant que la langue adhère au palais et rendent l'articulation des sons très-difficile. On a prétendu que la colère pouvait altérer la salive et la rendre pour ainsi dire vénéneuse. On a cité des faits, mais ils me paraissent si hasardés que je n'ose les reproduire. Quelques naturalistes ont dit que le venin de la vipère n'a de propriété toxique que quand l'animal est irrité.

Le *foie* sécrète la bile en plus grande abondance dans les passions désagréables. La colère surtout paraît avoir sur cet organe une influence des plus marquées. Très-souvent on a vu un accès de colère ou une douleur vive donner lieu à l'ictère. Portal dit que des criminels ont eu la jaunisse dès qu'ils ont entendu la lecture de leur arrêt de mort. On cite un jeune homme qui eut un ictère subit au moment de se battre en duel. La perte d'un procès, une mort inattendue, une vive contrariété ont amené cette maladie. Parfois on a vu survenir des vomissements bilieux ou des diarrhées de même nature. « Fabrice de Hilden parle d'une femme chez laquelle un accès de colère faisait toujours l'effet d'un purgatif» (Grisolle, *Path. int.*, t. I, p. 770).

La *sueur* peut être supprimée par une vive émotion et alors, comme après l'impression du froid, on voit survenir des phlegmasies internes à moins que la sécrétion urinaire ne vienne suppléer cette sécrétion tarie, ce qui arrive généralement.

Quant à la sécrétion du *sperme*, les impressions morales ont aussi une influence bien marquée sur sa plus ou moins grande activité.

La *sécrétion du lait* se tarit souvent chez les nourrices à la suite d'émotions de toutes sortes. M. Cazeaux, dans son traité d'accouchements, dit qu'il a vu quelquefois de très-bonnes nourrices avoir leur lait supprimé par le regret qu'elles avaient de quitter leur pays.

Les impressions morales ont une action sur la qualité du lait. On a vu des enfants être pris de convulsions à la suite d'une colère de la nourrice. Je lis dans le livre de M. Cazeaux l'histoire d'une nourrice dont chaque accès de colère fut suivi d'un accès convulsif chez le nourrisson. Elle avait perdu auparavant deux nourrissons de la même manière. D'autres fois le lait changé dans sa qualité donne lieu à de fortes tranchées et même à des gastrites.

La *sécrétion pigmentaire* présente, sous l'influence des causes morales, des troubles extraordinaires et bien faits pour étonner. A la suite d'une impression désagréable vive, la terreur, le désespoir, on voit blanchir les cheveux en quelques jours, quelquefois en quelques heures, quelquefois même presque instantanément. Les faits abondent. Pechlin raconte qu'un jeune homme de 20 ans, ayant fait naufrage non loin de Livourne, devint subitement grison, et l'était encore à sa quarantième année. Ce jeune homme avait auparavant les cheveux noirs. Stahl cite le cas d'un jeune homme de condition qui, ayant été mis en prison pour un crime énorme, et condamné à mort, devint grison en une nuit. Un élève de l'École polytechnique m'a assuré avoir vu blanchir les cheveux de son père en quelques heures, après la mort de sa mère. Mon grand-père blanchit ainsi en quelques jours, à la suite de grandes inquiétudes. Un ecclésiastique du Mans devint grison en une nuit, à la suite d'une controverse philosophique qui l'avait beaucoup préoccupé. Voici un fait rapporté par M. Descuret (*Médecine des passions*), dans lequel la canitie survint instantanément. En 1839, trois frères qui vivaient du produit de la chasse des nids d'aigle, en Sardaigne, en aperçurent un au fond d'un précipice. Ils tirèrent au sort, et celui que le sort désigne descend à l'aide d'une corde tenue par les deux autres. Il arrive, s'empare du nid qui contient quatre aiglons, et crie à ses frères de le hisser. Il n'était pas au milieu de sa course ascensionnelle, qu'il fut assailli par deux aigles énormes, le père et la mère de la nichée. Mais il est armé d'un sabre bien effilé, et se défend à outrance, par malheur, dans ses évolutions, le tranchant du sabre a coupé une partie de la corde qui le retient au-dessus de l'abîme. Il s'en aperçoit, l'immensité du danger le glace de terreur. Enfin la corde monte toujours, des voix amies l'encouragent, il atteint le bord du précipice avec le nid d'aigle qu'il n'a pas abandonné. Et ses frères sont stupéfaits, car ses cheveux, auparavant très-noirs, sont devenus tout à fait blancs.

Comme autre altération de la sécrétion pigmentaire, M. Rostan a vu deux femmes dont la peau était devenue subitement noire, la première, après avoir été condamnée à être pendue, la seconde, en voyant se précipiter par les fenêtres, sa fille et ses deux petits-enfants.

Influence des causes morales sur les fonctions de la génération.

Les causes morales ont ici une immense influence. L'*anaphrodisie* est souvent le résultat de la pudeur, de la crainte, ou d'un amour trop ardent.

Le *satyriasis* et la *nymphomanie* peuvent être occasionnés par un amour contrarié.

La *métrite*, le *phlegmon péri-utérin*, l'*hématocèle péri-utérine*, l'*aménorrhée*, la *métrorrhagie*, l'*ovarite*, sont souvent sous la dépendance d'un trouble quelconque de la circulation, survenu sous l'influence d'une cause morale.

M. Scanzoni fait jouer un rôle assez important au séjour des villes et aux influences morales, dans le développement du cancer de la matrice. Sur 108 femmes atteintes de cancer utérin qu'il a observées, 78 habitaient les villes, et 30 la campagne; 84 avaient éprouvé des chagrins profonds et des peines morales prolongées. M. Scanzoni ajoute même que, presque toujours les premiers symptômes de la maladie apparurent peu après l'émotion fatale.

Dans la grossesse, les affections de toutes sortes ont une grande influence pour la production de l'avortement, des hémorrhagies.

Quant à ce qu'on appelle *taches de naissance*, je dois avouer que je suis d'une incrédulité complète, et jamais je n'ai vu de faits bien probants d'une influence passionnelle.

Des faits nombreux prouvent que la pudeur, la crainte, ont pu suspendre les contractions utérines. M. Pajot, à son cours, cite le cas d'une jeune femme qui ne pouvait avoir de contractions en présence de sa grand'mère. Smellie, MM. Velpeau, Dubois, Pajot, disent que l'arrivée des élèves suspend parfois les contractions utérines.

L'hémorrhagie puerpérale est souvent le résultat des émotions, aussi doit-on les éviter autant que possible après l'accouchement.

Les passions vives de l'âme, telles que la peur, la joie, le chagrin, sont une des causes les plus fécondes des accidents puerpéraux.

Dans le service de M. Beau, à l'hôpital Cochin, j'ai souvent observé cette fâcheuse influence. Je puis affirmer, dit M. Velpeau, que, parmi les péritonites nombreuses observées à l'hôpital de perfectionnement, il en est un très-petit nombre dont l'origine ne soit pas en rapport avec une commotion morale.

Je regrette, en terminant, que le temps ne m'ait pas permis de traiter plus longuement cette partie si intéressante de l'étiologie passionnelle.

QUESTIONS

SUR

LES DIVERSES BRANCHES DES SCIENCES MÉDICALES.

Physique. — Du baromètre considéré comme instrument d'observation dans un hôpital clinique.

Chimie. — Des caractères distinctifs des arsénites.

Pharmacie. — De l'action dissolvante de l'eau sur le quinquina. Faire connaître les préparations pharmaceutiques qui ont pour base les diverses dissolutions qui en résultent. Comparer ces préparations entre elles.

Histoire naturelle. — Caractères de la famille des amomées, et indiquer les médicaments que la thérapeutique lui emprunte.

Anatomie. — De la protubérance cérébrale.

Physiologie. — Qu'entend-on par *corpus luteum?* Quelle est la signification de ce corps?

Pathologie interne. — Du mode de production des tubercules pulmonaires.

Pathologie externe. — Des abcès profonds des membres.

Pathologie générale. — Des crises dans les maladies.

Anatomie pathologique. — Des divers modes de rétrécissement du canal de l'urèthre.

Accouchements. — De l'hémorrhagie utérine dans les cas d'insertion du placenta sur le col de l'utérus.

Thérapeutique. — De la méthode endermique.

Médecine opératoire. — Comparer les amputations faites dans la continuité, aux amputations dans la contiguité des membres.

Médecine légale. — Des maladies simulées ou prétextées.

Hygiène. — De l'action des diverses odeurs sur la santé.

Vu, bon à imprimer.

GOSSELIN, Président.

Permis d'imprimer.

Le Vice-Recteur de l'Académie de Paris,

ARTAUD.

www.ingramcontent.com/pod-product-compliance
Lightning Source LLC
Chambersburg PA
CBHW060504210326
41520CB00015B/4098
9782019531089